AF468787

DE LA SITUATION

DE

S. A. R. MADAME,

DUCHESSE DE BERRY,

DANS SES RAPPORTS AVEC SA CONSTITUTION, ET L'ÉTAT SANITAIRE DE LA CITADELLE DE BLAYE.

PAR LE DOCTEUR DE VERNEUIL.

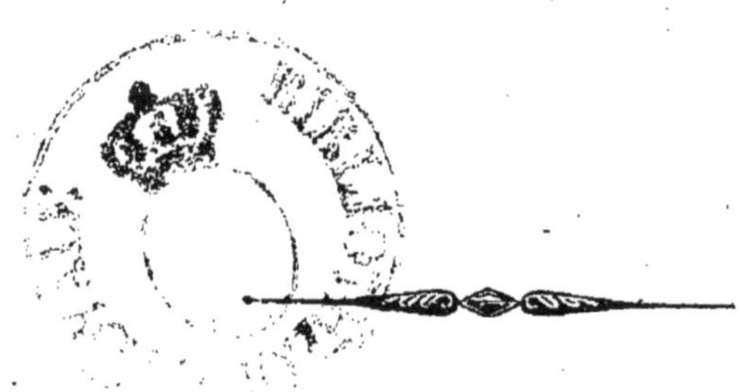

PARIS.

1833.

IMPRIMERIE DE L.-E. HERHAN,
N. 380, RUE SAINT-DENIS.

DE LA SITUATION

DE

S. A. R. MADAME,

DUCHESSE DE BERRY,

DANS SES RAPPORTS AVEC SA CONSTITUTION ET L'ÉTAT SANITAIRE DE LA CITADELLE DE BLAYE.

L'enchaînement des destinées humaines a quelque chose de mystérieux et de solennel qui n'appartient pas à la terre; c'est que leur principe est au-dessus de nous; mais le développement laborieux des conséquences est livré à notre intelligence. Là commence l'exercice du libre arbitre, c'est-à-dire s'agitent, s'élancent et se heurtent toutes les passions de l'homme.

Dans cette vaste arêne de la vie, dans cet enfantement perpétuel de dangers et d'orages, le crime ne pouvait pas demeurer dans des conditions constantes de triomphe ; la vertu ne devait pas rester désarmée, sans force et sans puissance. La justice divine couvrit l'homme d'un bouclier protecteur : il lui donna la *Conscience.*

De ce sentiment, d'origine céleste, découlent naturellement la morale, la loyauté, l'honneur ; tout ce qui embellit en un mot l'espèce humaine et pare les ames grandes et généreuses, tout ce qui constitue enfin les hommes de cœur et de vertu.

C'est particulièrement dans les malheurs de la patrie ; c'est lorsqu'elle est blessée dans ses sentimens les plus nobles ; c'est lorsque les efforts multipliés du crime cherchent à la souiller, à la flétrir, et à la présenter au monde comme lâche et cruelle; c'est alors que l'indignation éclate et se fait jour, que les consciences privées se soulèvent; qu'elles se réunissent et forment cette *conscience publique*, puissance souveraine qui ne reconnaît pas de vainqueur.

Tel est le tableau de notre malheureuse France.

Abdiquera-t-elle son antique et honorable renommée? cessera-t-elle d'être humaine et généreuse? aidera-t-elle à *tuer* une femme?..... Non, non, ne l'espérez pas. Si quelquefois elle eut à subir le rôle de victime, toujours du moins eut-elle raison de ses bourreaux !...

Mais quelle femme nous occupe? Est-ce un être

vulgaire, dont la vie inutile peut s'éteindre sans manquer à personne? Est-ce une inconnue indifférente à tous? Est-ce un cœur plein de cupidité, vide de bienfaisance, que ne réclament aucuns malheurs, que n'appelle aucune infortune?...... Non; cette femme est une auguste princesse, fille, sœur et mère de roi; c'est la protectrice des arts, du commerce, de l'industrie; c'est la consolation de toutes les souffrances; c'est la providence visible du pauvre; c'est CAROLINE.

Française par le cœur comme par le courage, elle se montre à la terre hospitalière qu'elle aime toujours à nommer sa patrie. Elle se présente sans autre appui que son titre de mère, sans autres armes que les droits de son fils..... Vaine confiance! le crime veille; la tribu d'Ephraïm compte encore un Judas; *Deutz* accourt, on marchande; il vend.

Il exige l'or de la France pour livrer la mère auguste de son roi; l'or de la France lui est compté.

Mais je m'arrête. J'ai pris la plume comme médecin: en cette qualité j'ai à mettre en lumière une haute question de médecine légale. Ma conscience a ses devoirs, elle saura les remplir. Je dominerai mes plus respectueuses affections; je ferai taire la voix énergique de mon inviolable dévoûment, jusqu'aux palpitations de mon cœur, de ce cœur, dont tous les battemens sont pour *lui* et pour *elle*. J'obtiendrai trève de mon indignation pour n'être qu'humain, juste et vrai.

Une nouvelle Bastille.... que dis-je, un nouveau Temple s'est élevé à Blaye. Il a ses remparts, ses canons; il a ses geoliers, ses cachots. Là, gît, abandonnée de la nature entière, celle qui donna le jour à l'héritier de soixante-cinq Rois...

Une organisation physique délicate, une santé toujours douloureusement conjecturale dans un ordre pathologique, les symptômes alarmans qui se développent aux principaux organes de la vie : voilà l'état actuel de l'infortunée et royale captive. Tous ces périls qui l'ont accompagnée, les épreuves qu'elle a traversées, les privations qu'elle a subies, tout concourt à justifier les prévisions les plus sinistres. Il n'y a pas un moment à perdre ; le moindre délai doit amener prochainement une inévitable et fatale catastrophe.

Si la torture morale à laquelle S. A. R. Madame, duchesse de Berry est soumise, n'a pas un terme immédiat; si elle n'est pas rendue incontinent à la liberté, à une atmosphère plus douce et plus chaude, le crime sera consommé... A l'instant où j'écris, peut-être un linceuil se prépare.... peut-être une tombe s'entr'ouvre.... la mort et la victime se disputent encore quelques soupirs. Bientôt la France n'aura plus qu'à enregistrer un forfait au milieu de ses regrets et de ses larmes.....

Que le pouvoir oppresseur jette enfin son masque d'hypocrisie ; qu'il nous montre les pages de sa sanglante épopée ; qu'il ne vienne plus avec une niaiserie atroce et cruelle nous faire dire par ses séïdes : « MADAME se porte bien ; IL EST IMPOSSIBLE *d'élever le moindre doute sur la salubrité de la citadelle de Blaye.... Aucun autre lieu ne pourrait lui offrir des conditions plus salubres.* »

Jettons un coup-d'œil sur les documens publiés ; nous verrons bientôt s'écrouler cet échafaudage de combinaisons criminelles qu'étayent un calme satanique et barbare, l'ingratitude, la cupidité, la perfidie et l'ambition.

Différens rapports ont été publiés sur l'état sanitaire de la citadelle de Blaye, depuis le triste séjour de S. A. R. MADAME. Leurs contradictions flagrantes me font un devoir, comme médecin habitué à porter secours à tout être souffrant, de les examiner avec soin, de donner à la France un document qui puisse la fixer sur le sort des prisonniers placés dans cette citadelle.

Je procède dans l'ordre des documens.

La Quotidienne du 14 janvier publie la lettre suivante de M. Guilbert, professeur titulaire de la Faculté de médecine de Paris.

« Si tous, jusqu'à ses ennemis, ont admiré sa grande âme; les signalemens ministériels ont annoncé l'amaigrissement de son corps, ont constaté des traces d'ophtalmie chronique qui remontent à l'enfance; et voici que les bulletins de Blaye font connaître que Madame est tourmentée par une toux opiniâtre qui, pour elle, n'est rien comme tous les maux qu'elle vient de souffrir; mais cependant cette toux persiste, augmente, malgré les soins de plusieurs médecins qui ont successivement donné des conseils à Madame; Et M. de Châteaubriand nous rappelle qu'elle a vomi des flots de sang en quittant la cachette de Nantes. Déjà elle avait été saignée deux fois depuis son arrivée en Bretagne, à cause d'une irritation que les fatigues de l'héroïque princesse, la nécessité de traverser des marais, d'y séjourner.... ont pu accroître encore. Je me rappelle que mon ami le docteur Laënnec, médecin de Madame, s'était montré à moi préoccupé de certaines prédispositions maladives qu'il avait cru reconnaître chez elle, et qui se rapportent aux pensées qui nous préoccupent nous-mêmes en ce moment.

Dès lors, et d'accord avec mes confrères, je pense et je déclare que les lois de l'humanité commandent impérieusement de placer Madame sous une température plus douce que celle où elle est placée. Le temps presse; les mois de janvier et février à Blaye, dans une prison glacée par les vents les plus vifs et les plus pénétrans, mettent Madame dans la position la plus défavorable à la conservation de sa santé. L'histoire des maladies des lieux a prononcé ; elle est d'accord avec notre longue expérience. J'écris ce qu'en effet des milliers de médecins de toute opinion en Farnce pensent en ce moment ; j'ai seulement le bonheur de parler le premier, et je défie qu'on nous montre un médecin honnête et expérimenté qui ne signe avec nous l'avis motivé dont je me borne à indiquer incomplétement les bases, car ce n'est point ici le lieu de les établir. Certes, tout médecin honnête et instruit, quel qu'il soit, consulté sur cette situation abstraitement considérée, répétera avec nous : oui, il est urgent que cette Française, née à Naples, puisse respirer un air aussi doux que l'air natal ; oui, il faut que » toute jeune femme, dans un tel état de santé, passe à » Nice, aux îles d'Hyères, ou autre lieu semblablement si» tué, les mois rigoureux dans lesquels nous entrons ; cela est urgent. »

Non, il n'en existe pas de ces hommes pervers qui puissent se complaire dans cette pensée que les vents qui battent la citadelle de Blaye pourraient bien être plus puissans que la tempête politique; que ces vents portent ou développent des germes funestes, et qu'un mois à Blaye, à cette époque de l'année, pourrait agir sur la princesse comme un poison infaillible. Il n'en est point de ces hommes qui puissent calculer qu'à l'aide de quelque lenteur un mal inexorable interviendrait, chargé de la fatale sentence, et que l'air de la liberté, respiré trop tard, n'empêcherait point l'exécution de l'arrêt : non, non.

Pour moi, ici comme ailleurs, je ne pense pas le mal, et n'écris en haine de personne. Il ne s'agit pas non plus de mon dévoûment à cette auguste princesse, la fille de nos rois, l'honneur de la France, l'honneur de son sexe ; non, je fais mon œuvre, l'œuvre du médecin, qui est de défendre celui qui est malade. Ce que je dis aujourd'hui, je le disais hier dans une situation analogue, mais au milieu d'une famille moins élevée sans doute ; et je le dis aujourd'hui sans craindre de troubler un seul instant celle qui, de son regard, sondant les abîmes des mers, disait aux matelots émus : *C'est là qu'est là fin de toutes nos misères.* A ceux qui, sans ce rapport, voudraient me donner quelque regret des lignes que je viens de tracer, je leur répondrai donc comme le pilote : « *Taisez-vous, Mademoiselle,* » *considérez* MADAME ; » et vous, amis, parens, familles, *considérez* MADAME ; faites attention à nos paroles, voyez qu'elles expriment des craintes où rien n'est exagéré, et que nous n'avons point formulées tout entières. Français ! qui que vous soyiez, qui pouvez avoir quelqu'influence sur le sort de Madame, hâtez-vous, et que cette jeune femme, faible et souffrante, obtienne au moins un climat tempéré et puisse respirer un air plus doux.

GUILBERT.

FRAGMENT DE LA SÉANCE DU 29 JANVIER.

(Chambre des Pairs. M. de Dreux-Brézé.)

« Comment se fait-il, Messieurs, qu'au mépris du droit de pétition, on laisse enfouies dans des cartons des milliers de signatures qui demandent la liberté de Madame la duchesse de Berry? Et dans quelles circonstances? lorsqu'il est impossible de ne pas éprouver pour sa personne les craintes les plus vives, les alarmes les plus fondées, lorsque sa captivité, vu l'insalubrité du lieu de sa détention, n'est plus seulement un acte arbitraire, mais devient un attentat à son existence. Je ne me propose point d'entrer, messieurs, dans une discussion qui, dans ce moment; ne serait point motivée, mais je demande que la chambre fixe dans cette séance le jour de la discussion sur les nombreuses pétitions qui réclament la liberté de Madame la duchesse de Berry.

Quotidienne du 30 janvier.

« Un officier général, en retraite depuis 1830, nous communique la note suivante :

Réponse à M. d'Argout.

M. d'Argout affirme que la ville de Blaye est un lieu parfaitement sain, et il ne comprend pas qu'on ait accusé le gouvernement de *l'avoir choisie à dessein pour nuire à la santé de la duchesse de Berri* (*Moniteur* du 29 janvier, chambre des pairs).

En 1826, une compagnie de discipline était à Blaye. Elle compta bientôt beaucoup de malades; Charles X en fut informé, et donna ordre qu'on fit sortir immédiatement les soldats de Blaye : *S'ils sont condamnés à une peine disciplinaire*, dit-il, *ils ne sont pas condamnés à mort !*

Les ordres, donnés en conséquence, se trouvent dans les cartons du ministère de la guerre. M. d'Argout peut s'en assurer, et il verra qu'on aima mieux payer fort cher des ouvriers du pays, des ouvriers acclimatés, plutôt que de conserver à Blaye des soldats qu'on ne payait pas, mais *qu'on aurait tués.*

Mais après la vérification faite, si l'illustre captive reste encore dans sa mortelle prison, nous dirons à M. d'Argout : *Oui, c'est à dessein ; oui, c'est parce que vous voulez tuer la duchesse de Berri, que vous la retenez à Blaye.* Vous avez peur des lois et du jugement de la France ; mais vous n'avez pas peur de demander une victime à un climat malsain.

Quotidienne du 31 janvier.

Au Rédacteur.

C'est avec étonnement que j'ai entendu un ministre vanter, à la chambre des pairs, l'air salubre de Blaye. Je puis affirmer, et au besoin je le ferais affirmer par d'autres camarades, que sur 1,400 hommes, qui composaient le 35e de ligne, en garnison à Blaye en 1825, plus de 800 sont entrés à l'hôpital, et que cinq hommes sur six, dont se composait ma chambrée, furent atteints en même temps de la fièvre.

L'un des cinq, j'ai gardé cette fièvre dix-huit mois.

J'ai l'honneur d'être, etc.

DUFOUR.
Ex-sergent de grenadiers au 55e de ligne.

Quotidienne du 19 *mars.*

« M. de Bausset-Roquefort, ancien magistrat, nous adresse la note suivante, sur la position de S. A. R. MADAME, duchesse de Berry : »

L'incrédulité publique et l'énergique indignation de toutes les opinions généreuses, ont fait justice de la publication du *Moniteur* du 26 février. Mais en se demandant comment le pouvoir sortira de la voie dans laquelle il s'est engagé, le souvenir de tout ce qu'il a déjà osé inspire de trop justes alarmes...... Cependant, peu soucieux de l'anxiété publique et de l'immense responsabilité qui pèse sur lui, il se garde bien de faire connaître les rapports des médecins qui ne peuvent seconder ses vues, tandis qu'il publie officiellement une pièce qui donne lieu à mille calomnies contre une femme captive et sans défense.

D'après les renseignemens certains, l'état de la santé de S. A. R. Madame devient chaque jour plus alarmant. La consultation de cinq médecins, réunis à Blaye le 1er mars courant, comme celle du 25 janvier dernier (1), ont également reconnu l'affection de poitrine dont Madame est atteinte, et l'insalubrité notoire de l'air de Blaye; la plus récente a de plus constaté les progrès effrayans de la maladie dans un tel lieu, et l'indispensable nécessité, pour la malade, de respirer l'air natal.

Les nouvelles les plus récentes disent que Madame est en danger... Un seul fait, évident pour tous, c'est que la *captivité, qui fut toujours arbitraire,* a réellement *commencé à devenir homicide* (2). Une des causes qui fortifient l'incrédulité sur la déclaration insérée au *Moniteur* du 26 février, c'est la continuation de la détention illégale de celle à qui on l'attribue; car si, rendue à la liberté, Madame renouvelait cette déclaration, ou gardait le silence, alors seulement ce document pourrait être considéré comme vrai. Mais dans la situation où S. A. R. a été placée, il devient inutile d'examiner si toutes les circonstances qui ont précédé, accompagné et suivi la production de cet acte et le caractère connu de Madame n'en infirment pas la publication, puisque ces mêmes circonstances et la séquestration de S. A. R. suffisent pour le rendre nul et de nul effet, comme étant le résultat de la violence et de l'obsession.

---

(1) La consultation du 25 janvier, dont il est parlé, a été rédigée dans la citadelle de Blaye par MM. Orfila, Autivy, Gintrac et Barthès. Cette consultation n'a pas été publiée; elle ne doit pas être confondue avec la lettre écrite à Paris le 1 février par deux des mêmes médecins, et insérée dans les journaux.

(2) Paroles de M. Hennequin, dans sa protestation contre la captivité de Madame.

La même nullité frapperait de droit tout ce qui pourrait être obtenu de l'auguste prisonnière ou produit contre elle, durant sa captivité, soit à l'appui de documens publiés, soit dans tout autre but qui porterait, directement ou indirectement, atteinte à ses intérêts ou à son honneur; quand même ces actes seraient transmis par l'intermédiaire des amis de Madame, si elle ne les avait consentis qu'en respirant encore l'air accablant de la prison, et dans un moment de liberté apparente, qui la laissait l'instant d'après à la discrétion de ses ennemis, quand même encore les pièces produites et les faits allégués seraient entourés de l'authenticité dont il plairait à ceux qui peuvent et osent tout, de les revêtir; attendu que rien ne peut préjudicier à qui ne peut se défendre, et qu'on ne saurait invoquer des actes mêmes légaux, contre ceux qui n'ont pu y concourir librement et auxquels toutes les garanties légales ont été refusées.

Le général Bugeaud, *dans l'intérêt du gouvernement qu'il sert*, offre d'admettre une commission de cinq légitimistes pour constater l'identité de S. A. R.., et l'interroger dans sa prison. Sur la noble réponse de M. Ravez, il leur reproche de ne pas vouloir connaître la vérité, et il veut les rendre responsables de la prolongation de la captivité.

« Les légitimistes ne peuvent devenir les complices des outrages prodigués à Madame; aucun n'accepterait la mission de remplir contre elle les fonctions de juge-instructeur. Si S. A. R. pouvait elle-même appeler ses amis; si volontairement elle daignait recevoir ceux qui sollicitent la faveur de lui porter des consolations, tous seraient heureux d'aller rendre à la fille des rois dans les fers les hommages qui lui sont dus; mais, dans mon opinion, ils doivent redouter toute participation aux mystères de Blaye, parce que de ces mystères, tissus habilement par la haine et l'ambition et couverts depuis si long-temps d'un voile ténébreux, il peut sortir une catastrophe.

» La responsabilité reste toute entière à ceux qui ont créé une prison d'état, et attenté à la liberté individuelle par la séquestration la plus absolue d'une femme à laquelle ils refusent des juges. Ces faits sont qualifiés crimes par nos lois. La nécessité ne saurait les excuser; elle ne peut exister sous un gouvernement régulier, ni devenir le prétexte de crimes dans aucun cas. La chambre des députés en reconnaissant, dans sa séance du 25 janvier dernier, que la mère de Henri V ne pouvait être jugée; et en l'abandonnant à la politique a voulu et a déclaré, par l'organe du rapporteur de sa commission, que *ce fût à une politique bien entendue et responsable du parti qu'elle prendrait*. Une seule loi, celle du 10 avril 1832, pouvait être appliquée sans injustice : elle prescrit de reconduire aux frontières les Bourbons de la branche aînée trouvés sur le sol français.

» Que les hommes du pouvoir comprennent bien qu'ils ne peuvent tirer aucun avantage de la captivité de Madame.

» Qu'ils mesurent toute l'étendue de leur responsabilité.

» Si des préoccupations sinistres se réalisaient; s'il était vrai que la grande âme de l'héroïque princesse eût été abattue; si cette jeune femme, qui supportait si facilement tant de nobles fatigues, succombait dans la prison, ils seraient légalement réputés coupables d'un crime horrible et inutile, consommé à l'aide de tortures physiques ou morales employées au mépris des lois les plus respectées, des droits les plus sacrés et de la morale publique. Ils ne pourraient, au jour de la justice, rien invoquer pour leur justification qui ne pût devenir un chef d'accusation, ayant abusé de tout contre leur noble victime, étant restés sourds à tous les avertissemens.

» Le marquis de BAUSSET-ROQUEFORT,
ancien magistrat. »

Gazette des Hôpitaux du 16 mars.

La *Gazette des Hôpitaux* publie une lettre au rédacteur, de M. Moreau, de Blaye, médecin à Arces, etc.

Topographie médicale de Blaye.

Quelques considérations rapides sur la topographie médicale de la citadelle de Blaye ne seront pas sans intérêt dans un moment où la question de salubrité, agitée diversement, vient d'être résolue d'une manière officielle par les deux médecins délégués par le ministère.

La citadelle de Blaye, située sur une éminence qui domine la ville et le littéral de la Gironde, à quatorze lieues environ de son embouchure dans l'Océan, offre, par tous ses points, l'accès le plus facile aux vents. Ceux du Nord, de l'Ouest et du Nord-Ouest qui règnent le plus ordinairement, refroidissent l'atmosphère d'une manière notable, au point que le thermomètre marque le plus souvent un ou plusieurs degrés de moins dans la citadelle que dans les campagnes éloignées de quelques lieues des bords du fleuve. Cet abaissement de la température est dû manifestement et au voisinage de la mer, et à ces vents froids et saturés de brouillards ; et l'observation météréologique démontre que ces vents soufflent pendant une grande partie de l'année. Aussi, sous leur funeste influence, voit-on les catharres, les pneumonies et les fluxions sévir avec intensité sur la garnison.

Dans les fossés de la place, des eaux bourbeuses où se tiennent en suspens des matières végétales et animales putrifiées vicient l'air en le saturant de gaz plus ou moins délétères. Les fossés d'eau presque stagnantes qui longent les promenades de la ville sur le rebord des glacis de la citadelle dans lesquels sont jetés les immondices des quartiers adjacens et où s'écoule le cloaque infect, appelé Pont-de-Cailloux, laissent dégager non moins d'élemens de putridité et d'infection, auxquels vient s'ajouter l'influence non moins pernicieuse des marais nouvellement formés, qui bordent le vieux quai. Aussi, dans le cours de l'été et de l'automne, les fièvres intermittentes du plus mauvais caractère se montrent fort communément et dans la citadelle et dans la ville. Et ici, je ne puis que me laisser aller à quelques réflexions qui découlent essentiellement des faits que je viens d'exposer.

Comment se fait-il que les médecins envoyés par le gouvernement, à l'esprit positif desquels je me plais à rendre hommage, tout en articulant que les vents et les brouillards règnent souvent dans la forteresse (ce qu'ils qualifient d'*inconvéniens*), comment se fait-il, dis-je, que ces médecins émettent cette étrange assertion : *Il est impossible d'élever le moindre doute sur la salubrité de la forteresse de Blaye.* Cette proposition trop exclusive ne peut trouver sa légitimité que dans le fait du court séjour de ces messieurs, qui ne leur a pas permis de se livrer à une exploration plus complète des lieux. Et pour ce qui touche la duchesse de Berri, sans sortir de la question de salubrité, ces messieurs croient-ils la soustraire aux *inconvéniens* qu'ils signalent, en l'engageant à choisir les allées abritées? Je demande à qui connaît les localités si la duchesse, en sortant de ses appartemens pour se diriger vers les promenades qui lui sont indiquées, pourra toujours heureusement éviter l'impression d'un air extrêmement vif et froid qui pénètre par mille issues dans la citadelle et autour de sa demeure?

Et cette princesse, d'une constitution grêle et délabrée par des fatigues antérieures, épuisée par l'action meurtrière de la captivité, exposée aux causes multipliées d'insalubrité que j'ai signalées, et à celles qui résultent d'une garnison nombreuse entassée dans un espace circonscrit, ne sera-t-elle pas éminemment prédisposée à contracter les affections graves, déterminées par ces causes puissantes? Des soldats jeunes et vigoureux peuvent présenter des forces répulsives de ces causes morbifiques; mais la captivité est-elle dans ces conditions de santé et de la vie? Que le pouvoir y réfléchisse! Quant à moi, ma tâche est remplie: je suis entré dans ces détails dans l'intérêt du *vrai* et de l'humanité pour tous ceux que recèle cette forteresse.

MOREAU (de Blaye),
médecin à Arces, près Coses (Charente-Inférieure.)

Journal de la Guienne, du 29 mars:

Le rapport fait à Paris par MM. Orfila et Auvity est loin de la consultation signée à Blaye par MM. Orfila, Auvity, Gintrac, Barthès. Dans la consultation, on disait un mot des maladies de poitrine observées dans la famille de la princesse ; on parlait aussi des bronchites graves qu'elle avait eues à Paris, de son irritation des organes de la cavité thoracique, particulièrement les poumons, irritation qui aujourd'hui présente les premiers caractères d'une phthisie tuberculeuse; petite toux, douleur à la partie antérieure de la poitrine, dyspnée, petite fièvre le soir, dépérissement, chaleur mordicante, etc. On ne trouvait pas dans la consultation, comme dans le rapport fait à Paris..... *Il est impossible d'élever le moindre doute sur la salubrité de la forteresse de Blaye....* Qui peut avoir changé l'opinion des anciens médecins de Madame, quand elle était au pouvoir? Cette circonstance me paraît inexplicable..... Un médecin libre dit au pouvoir toute sa pensée; malheur au médecin qui se laisse influencer!... Etait-il du devoir des médecins, consultés depuis le rapport, de relever une erreur aussi grave? Je le pense ; il serait pénible pour un ami d'une liberté bien comprise de ne pas avertir le pouvoir.

Les observations météréologiques démontrent que les vents nord, de l'ouest et du nord ouest règnent généralement; le thermomètre marque le plus souvent un ou plusieurs degrés de moins dans la citadelle que dans les campagnes éloignées de quelques lieues des bords du fleuve. On ne peut, il me semble, dire que la citadelle peut convenir à un malade qui présente les premiers accidens d'une phthisie tuberculeuse. Il serait donc de la plus grande utilité d'éloigner la princesse d'une prison où elle ne peut éviter l'impression d'un air extrêmement vif et froid, qui pénètre par mille issues dans les promenades qui lui sont assignées.

Je pense, monsieur le rédacteur, que ma lettre aura un but essentiel : faire démentir, par les médecins de Madame la duchesse, cette phrase qui peut induire à erreur messieurs les ministres : *Il est impossible d'élever le moindre doute sur la salubrité de la forteresse de Blaye.*

J'ai l'honneur, etc,

Emile GAUBRIC, D-M.

Courrier de l'Europe.

Nous affirmons que MADAME est saisie souvent, à plusieurs reprises dans la même journée quelquefois, de crises nerveuses portées à un tel point de convulsion que l'on doute, auprès du lit de douleur, si la princesse est expirée ou si elle doit revenir à la vie. Nous affirmons que ce doute n'est pas seulement de Mme d'Hautefort ou de M. de Brissac, mais qu'il est partagé également par les principaux gardiens de la geôle de Blaye. Ajoutons pour être exacts, que MADAME, revenue de ces effroyables crises reprend courageusement son travail de la journée. Au lieu d'une maladie connue, dont l'art suit les progrès avec une précision rassurante du moins : une de ces crises, dont il n'est donné à personne d'arrêter, de prévoir seulement la mortelle violence, peut d'un moment à l'autre nous enlever Madame la duchesse de Berri.

Le *Courrier de l'Europe* adresse au gouvernement du 7 août, un défi exprès et solennel de contredire un seul mot de tout ce qui précède.

Voilà pour l'honneur de la France.

Voici maintenant une espèce d'encyclopédie méthodique où l'on a fait un paquet de ses peurs intéressées, pour les envelopper avec un soin au moins maladroit, dans un tissu épais d'étranges erreurs scientifiques. C'est un rapport officiel au ministre de la guerre; il est signé *Orfila, P. Auvity.*

Avant ce rapport, M. d'Argout avait dit dans la *Quotidienne* du 29 janvier, chambre des pairs, séance du 28.

« Je dois relever un fait avancé par M. de Dreux-Brézé. Il a dit que la ville de Blaye était un séjour malsain. Tout le monde sait, au contraire, que cette ville est très salubre. Il y a donc de l'injustice à accuser le gouvernement de l'avoir choisie avec intention...... »

« *Il est curieux de voir comment ces médecins ont pris à tâche de confirmer son assertion; leur rapport est ainsi conçu :*

Paris, le 1 février 1833.

Monsieur le ministre,

Nous avons l'honneur de vous adresser un rapport circonstancié sur la salubrité de la citadelle de Blaye, sur la convenance des distributions qui y ont été faites, et des mesures qui ont été prises afin que ce séjour ne devînt pas nuisible à la santé de Madame la duchesse de Berri; enfin sur son logement et sur les soins dont elle est l'objet.

Pour remplir la mission que vous nous avez confiée, nous croyons devoir vous entretenir successivement de la situation de la citadelle de Blaye, de l'habitation occupée par Madame la duchesse de Berri, des lieux dans lesquels elle se promène, des alimens dont elle fait usage, et des soins dont elle est l'objet.

La citadelle de Blaye, située à onze lieues nord de Bordeaux, est placée entre la ville de Blaye, qu'elle domine, et dont elle n'est en quelque sorte que le prolongement, et la rive droite de la Gironde; sa hauteur est fort considérable et son étendue assez grande pour qu'il soit impossible de la parcourir en moins de vingt à vingt-cinq minutes. L'air qu'on y respire est pur, et quoique assez vif sur les remparts, sa température n'est pas très basse dans les autres points. Ainsi, le 24 et le 25 du mois dernier, pendant notre séjour, le thermomètre marquait à peine zéro dans les environs de l'habitation de Madame la duchesse de Berri, tandis qu'il était au-dessous de ce degré à Paris. L'atmosphère était calme et sans nuage, même sur les remparts.

Toutefois nous avons appris qu'assez fréquemment il y

régnait, à certaines heures de la journée, des vents et des brouillards, notamment sur les parties les plus élevées et les plus voisines de la Gironde; aussi avons-nous cru devoir conseiller à Madame la duchesse de Berri de ne se promener dans ces parties de la citadelle que dans le milieu du jour, et de choisir de préférence les allées abritées. Au reste, malgré les inconvéniens que nous signalons, il est impossible d'élever le moindre doute sur la salubrité de la forteresse de Blaye. La garnison, qui se compose d'environ 700 hommes, ne compte en ce moment que 22 malades, et encore plusieurs d'entre eux sont-ils atteints de scrofules et d'autres affections chroniques, d'abcès, etc., maladies sur la production desquelles le séjour de la citadelle ne peut avoir exercé aucune influence.

Sans doute les personnes d'une faible constitution, celles qui sont disposées à contracter des catarhes pulmonaires ou d'autres affections inflammatoires, et *celles qui sont habituellement souffrantes, devront éviter*, comme elles le feraient par tout ailleurs, *de sortir*; et surtout de parcourir les remparts, pendant que le temps est mauvais, à moins d'être parfaitement couvertes.

L'habitation occupée par Madame la duchesse de Berri, située dans l'ancienne ville de Blaye, est à une distance notable du fleuve, et dans un point de la citadelle bien au dessous des remparts, quoique déjà assez élevé au-dessus du sol. Le corps de logis et les deux ailes dont elle se compose offrent un rez-de-chaussée et un étage; celui-ci sert de logement à la princesse et à deux des personnes qui lui sont attachées; les pièces qui en font partie, sans être vastes ni très nombreuses, sont assez spacieuses et suffisamment aérées, pour qu'il n'y ait aucun inconvénient à les habiter, d'autant plus qu'elles ne sont pas humides. Convenablement meublées, elles nous ont paru disposées de manière à ce que les habitans puissent être parfaitement garantis de toutes les vicissitudes atmosphériques. Un jardin planté d'arbres fruitiers, coupé par des plates-bandes en fleurs, par des allées sablées, et dont on pourrait évaluer l'étendue au quart, ou peut-être au tiers de la cour du Louvre, est immédiatement annexé à l'appartement de Madame la duchesse de Berri, et lui offre une promenade commode, ayant un point de vue très étendu sur le cours de la Gironde, et dont elle peut disposer entièrement à son gré à toute heure du jour.

Indépendamment de ce jardin, la princesse a à sa disposition, pour se promener, toute l'étendue de la citadelle, dans laquelle des mouvemens de terrain multipliés, et des contre-allées sablées, situées un peu au-dessous des remparts, lui donnent un abri contre les vents. Sur le point le plus élevé du rempart de la citadelle, on achève en ce moment un pavillon destiné à servir de repos à Madame la duchesse de Berri, à la soustraire à l'influence des vents et des orages, et propre à la faire jouir d'un horizon immense, tant sur le cours du fleuve que sur la campagne environnante.

Pour juger de la nature des alimens dont la princesse fait usage, et de la manière dont ils sont préparés, nous avons dû visiter la cuisine peu de temps avant le moment où le dîner allait être servi ; nous avons pu constater qu'ils étaient de bonne qualité, apprêtés avec soin et même avec recherche.

Relativement aux soins dont Madame la duchesse de Berri est l'objet, nous pouvons affirmer, d'après ce que nous avons vu, et d'après ce qui nous a été dit, qu'elle est traitée avec les plus grands égards, et qu'il nous a paru que rien n'était omis de ce qui pouvait adoucir sa position.

L'exposé qui précède nous porte à conclure que, dans l'état de captivité où est Madame la duchesse de Berry, aucun autre lieu susceptible de pareille destination ne pourrait offrir de conditions plus salubres.

Nous sommes, etc.

ORFILA, P. AUVITY.

MM. Orfila et Auvity observent qu'ils n'ont trouvé dans la citadelle que des malades atteints d'affections scrofuleuses, abcès, etc. ils n'ont point complété leur observation. Ils devaient ajouter, en effet, qu'il est évident pour tout homme de la science, que ces affections se développent plus spécialement chez les personnes qui habitent des lieux bas, ou bien les lieux où domine un air froid et humide. De plus, personne mieux que ces médecins ne doit savoir que S. A. R. Madame est sujette à avoir des maladies éruptives. Le plus souvent lorsquelles ne se manifestent point à la peau ; alors, comme le dit M. le docteur Guilbert, il survient une toux sèche d'abord ; puis cette même toux devient catharale. Ajoutons aussi que Madame est atteinte de douleurs rhumatismales aigues, qui doivent être augmentées, vivant dans un lieu où l'atmosphère est si peu convenable pour les affections de cette nature.

Reprenons.

On vient de lire les pièces de ce grand procès. Il en est une encore dont nous parlerons tout à l'heure. On a pu du moins se pénétrer jusqu'à présent de l'unanimité accablante des preuves qui viennent infirmer les témoignages d'un rapport dont l'officiel masque l'officieux.

Nous n'avons plus qu'un mot à dire sur le système de Blaye, relativement aux influences atmosphériques : La citadelle, comme on le voit par les lettres de Messieurs les docteurs Gaubric et Moreau (de Blaye), est située sur une éminence qui domine la ville. Mais nous ajouterons à ces observations topographiques que le flux et reflux de la mer laissent découvert autour de la citadelle des vases dans une étendue de deux cents pieds de largeur, et d'une profondeur de quatre à dix pieds, ce qui doit nécessairement élever en intensité malfaisante les miasmes putrides qui viennent se réunir à l'air. On doit donc s'étonner avec Messieurs Gaubric et Moreau de la contexture du rapport adressé à M. le président du conseil, par Messieurs Orfila et Auvity, rapport dans lequel ils s'efforcent de prouver que l'air est convenable et salubre. On peut juger maintenant et les hommes qui l'ont dicté et celui auquel il est adressé. Ces observations prendront d'autant plus d'autorité, lorsqu'on saura qu'un procès-verbal a été rédigé par MM. Orfila, Auvity, Gintrac et Barthèz, en présence de M. le colonel Chousserie, et dans la citadelle même ; procès-verbal qui marque d'un faux le rapport officiel. M. de Bausset-Roquefort, comme on la vu, en a déja donné la substance, mais l'article inséré dans la *Guienne* du 6 mars, vient ajouter encore à la démonstration d'une complaisance coupable :

« Nous n'avons pas voulu dans le temps attaquer la véracité du rapport de Messieurs Orfila et Auvity, et cependant nous le pouvions; nous savions que ces messieurs avaient annoncé la prédisposition de Madame à une phthisie pulmonaire, et aujourd'hui le *Mémorial* apprend à ses abonnés que le gouvernement n'a pas donné le véritable rapport, qui cependant était d'un assez puissant intérêt. Sans calomnie, n'aurions nous pas pu prétendre alors que l'on cherchait à cacher la vérité sur le fâcheux état de santé de la noble prisonnière ? »

Maintenant, je le demande à tous les gens de cœur, à tous les Français, quelles que soient leurs doctrines politiques ; je le demande surtout à tous les membres du corps de médecine en

France : Que penser du rapport officiel signé par deux docteurs si justement célèbres ? Resteront-ils calmes et silencieux, sous le poids d'un démenti public ?

Attendront-ils le dénouement de cette horrible tragédie pour psalmodier quelques justifications éloquentes entre un forfait et un tombeau ?....

Il s'agit ici de l'honneur de toutes les facultés de médecine de France; j'en appelle à cet égard à tous les membres de tous ces corps honorables et distingués. L'humanité est la pensée première de toutes nos études ; le soulagement de l'être souffrant est le but de toutes nos veilles ; la loyauté et l'honneur d'un médecin sont le point de départ et la mesure de la confiance qu'il brigue et qu'il obtient ; nous avons donc tous un devoir commun à remplir : celui d'interroger hautement MM. Orfila et Auvity sur le double emploi de leur signature.

Quant à moi, en ma qualité de médecin, je les conjure de s'expliquer. Comme homme et comme Français, je les somme de rompre le silence.

L'humanité et l'honneur n'admettent plus de controverses. Chaque jour, chaque heure qui s'écoule rapproche l'héroïque princesse, la mère infortunée, d'une fin prématurée ; le pouvoir est depuis longtemps averti. Tous les rapports sont unanimes sur l'imminence du danger de *Madame* ;

et ils persistent à éterniser sa captivité dans une atmosphère délétère pour elle, dans un cachot bientôt devenu son cercueil!!!

Que le pouvoir mesure bien la profondeur de l'abîme.

Il y a *torture morale exercée sur Madame*, par sa détention arbitraire, par l'état de séquestration absolue qui pèse sur elle. Il y a donc violation de toutes les lois qui régissent la France.

Il y a *torture corporelle sur Madame.* En effet, il est prouvé jusqu'à la démonstration par les hommes de la science, par la notoriété publique des dangers du climat, par l'action incisive et meurtrière des développemens atmosphériques, qu'un plus long séjour de la princesse à Blaye, anéantit entièrement pour elle toutes les conditions de la santé et de la vie; qu'il mène enfin Madame rapidement à la mort. Il y a donc violation des lois, de la nature et de l'humanité.

Le pouvoir est officiellement instruit par tous les genres de publicité; il y a donc *tentative* de *meurtre*; et lieu à l'application de nos lois criminelles.

Il y a enfin ici, dans un ordre générique, une question d'une haute importance: il s'agit de *l'honneur national:* sous ce rapport, toute division de doctrine s'évanouit, et toutes les opinions se réunissent en faisceau pour protester contre tout ce qui peut altérer le caractère de générosité et d'humanité d'une nation comme la nôtre ; elle repoussera toujours toute solidarité de barbarie.

A la torture morale ajouter la torture corporelle : hélas ! le cœur se soulève à l'aspect de ce luxe de supplice.

Un avenir accusateur s'avance. Que le pouvoir y prenne garde! Vainement dejà il a voulu engager la responsabilité morale des chambres ; moins inhabiles et plus prévoyantes , elles ont décliné l'initiative odieuse demandée à leur conscience ; elles ont laissé à qui de droit la responsabilité dont on tentait de s'affranchir ; elles ont deviné que l'honneur de la France devait rester pur ; elles ont senti en un mot qu'une *raison de cabinet* n'est pas toujours une *raison d'état*.

Le Gouvernement est seul responsable envers la France et le monde du sort de sa royale et malheureuse captive.

O Marie Stuart ! O Marie Caroline ! quel douloureux rapprochement de destinées !...

Au château de Lochleven un gantelet de fer arrache une renonciation imposée par la force et par la violence.

Un voile mystérieux couvre encore l'étrange déclaration de Blaye!

L'Europe sait que l'illustre mère de notre Henri

peut dire comme Elisabeth : *j'ai un corps de femme, mais dans ce corps il y a un cœur d'homme.* Les forces humaines, il est vrai, ne triomphent pas toujours des assauts multipliés de la torture morale ou corporelle..... Mais que du moins on n'oppose pas une lâcheté cruelle au courage sur-humain d'une telle femme. Si la France a son *Jacques Murray*, Blaye a pu avoir son affreux *Lyndsay*. Alors tout sera expliqué ; attendons l'avenir ; lorsque l'orage roule dans les nues, on sait que la foudre tombe et frappe avant que l'éclair brille. Concluons.

Au nom de l'humanité, de l'honneur et des lois, la France réclame la mise immédiate en liberté de S. A. R. Madame, duchesse de Berry, arbitrairement prisonnière et sequestrée. L'auguste Princesse succombe, elle se meurt ; les médecins demandent à grands cris qu'elle soit placée dans une température plus douce. Le pouvoir le sait ; s'il refuse, il y a crime.

Mais, hélas ! est-il tems encore ?... mon ame se brise ; il ne me reste pas la consolation de dire avec le sage de Lesbos : *l'espérance est le pavot qui endort nos peines.*

www.ingramcontent.com/pod-product-compliance
Ingram Content Group UK Ltd.
Pitfield, Milton Keynes, MK11 3LW, UK
UKHW020223200726
13856UKWH00004B/1576

9 782012 476066